DÉPARTEMENT DE L'OISE

ASILE PUBLIC D'ALIÉNÉS DE CLERMONT

(OISE)

RAPPORT MÉDICAL

SUR

LE SERVICE

DE

LA DIVISION DES FEMMES

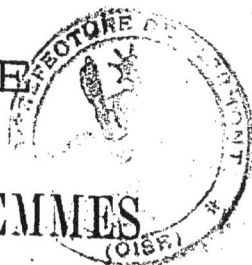

PAR

M. le Docteur SIZARET

MÉDECIN EN CHEF

ANNÉE 1890

CLERMONT (OISE)

IMPRIMERIE DAIX FRÈRES

3, PLACE SAINT-ANDRÉ, 3

1891

RAPPORT MÉDICAL

SUR

LE SERVICE DE LA DIVISION DES FEMMES

PAR

M. le Docteur Ch. SIZARET

MÉDECIN EN CHEF

Clermont, 1er Juin 1891.

Monsieur le Préfet,

Conformément au règlement du service intérieur de l'Asile, j'ai l'honneur de vous adresser mon rapport sur le service médical de la division des femmes, pendant l'année 1890.

Mouvement de la population

	Femmes
Population au 1er janvier 1890.	656
Admises pendant l'année :	
1° Pour la première fois.	125
2° Par suite de rechute	25
3° Par transfèrement	10
Total de la population traitée. . . .	816
Sorties pendant l'année :	
1° Par guérison.	32
2° Par amélioration.	21
3° Par évasion	»
4° Par transfèrement	3
5° Pour autres causes.	5
Total des sorties.	61
Décédées pendant l'année.	93
Total des sorties et des décès	154
Restant au 31 décembre 1890 .	662

Admissions

Nature de la maladie des aliénées admises pour la première fois

	Femmes
Manie.	27
Mélancolie.	39
Folie périodique.	»
Folie systématisée progressive.	13
Démence vésanique.	9
Démence sénile.	9
Paralysie générale.	5
Folies névrosiques { Hystérie.	4
Épilepsie	5
Folies toxiques.	»
Folie morale et impulsive.	2
Imbécillité et Idiotie.	12
TOTAL.	125

Age au moment de l'admission des aliénées admises pour la première fois

	Femmes
Au-dessous de 15 ans.	3
De 15 à 20 ans.	6
De 20 à 25 ans.	9
De 25 à 30 ans.	7
De 30 à 35 ans.	11
De 35 à 40 ans.	19
De 40 à 50 ans.	24
De 50 à 60 ans.	24
De 60 à 70 ans.	14
De 70 et au-dessus	8
TOTAL.	125

*Etat civil au moment de l'admission des aliénées admises
pour la première fois*

	Femmes
Célibataires	39
Mariées.	62
Veuves	24
TOTAL.	125

*Mois des admissions des aliénées admises pour la
première fois*

	Femmes
Janvier.	15
Février.	6
Mars	7
Avril	9
Mai.	15
Juin	11
Juillet.	13
Août	12
Septembre	5
Octobre.	11
Novembre.	9
Décembre.	12
TOTAL	125

DÉPARTEMENT D'ORIGINE DES ALIENÉES

admises pour la première fois

	Femmes
Aisne	2
Bouches-du-Rhône	1
Cantal	1
Côtes-d'Or	2
Deux-Sèvres	1
Doubs	2
Eure	1
Eure-et-Loir	2
Isère	1
Nord	1
Oise	27
Orne	2
Rhône	1
Saône-et-Loire	1
Seine	4
Seine-Inférieure	2
Seine-et-Marne	24
Seine-et-Oise	34
Somme	5
Vosges	1
Yonne	2
Alsace-Lorraine	4
Autriche	1
Belgique	2
Etats-Unis	1
TOTAL	125

Guérisons

~~~

Nature de la maladie des aliénées guéries ou améliorées

GUÉRISONS		AMÉLIORATIONS	
Manie	12	Manie	7
Mélancolie.	10	Mélancolie.	8
Délire des persécutions.	3	Délire des persécutions.	»
Hystérie	2	Hystérie	4
Folie toxique (alcooliq.)	1	Folie toxique (alcooliq.)	»
Folie morale impulsive.	3	Folie morale impulsive.	2
Folie puerpérale. . . .	1	Folie puerpérale	»
TOTAL	32	TOTAL	21

———

Durée du traitement des aliénées guéries ou améliorées

	GUÉRISONS	AMÉLIORA- TIONS	Totaux
De 1 jour à 1 mois.	2	»	2
De 1 mois à 3 mois.	5	3	8
De 3 mois à 6 mois.	9	6	15
De 6 mois à 1 an.	10	5	15
De 1 an à 2 ans	3	1	4
De 2 ans à 5 ans.	1	2	3
De 5 ans et au-dessus.	2	4	6
TOTAUX.	32	21	53

*Age dans le mois de la guérison des aliénées guéries
ou améliorées*

	GUÉRISONS	AMÉLIORA-TIONS	Totaux
De 15 à 20 ans.	1	2	3
De 20 à 25 ans.	3	3	6
De 25 à 30 ans.	3	3	6
De 30 à 35 ans.	3	3	6
De 35 à 40 ans.	5	3	8
De 50 à 60 ans.	8	2	10
De 60 à 70 ans.	5	2	7
De 70 et au-dessus.	4	3	7
TOTAL.	32	21	53

Mois de sortie par guérison ou par amélioration

	GUÉRISONS	AMÉLIORA-TIONS	Totaux
Janvier.	4	2	6
Février.	2	1	3
Mars	2	»	2
Avril	1	1	2
Mai.	2	2	4
Juin	3	2	5
Juillet	2	4	6
Août.	4	»	4
Septembre	4	1	5
Octobre.	6	»	6
Novembre	1	5	6
Décembre.	1	3	4
TOTAL.	32	21	53

Décès

Nature de la maladie mentale des aliénées décédées

		Femmes
Folie simple {	Manie.	10
	Lypémanie	14
	Délire chronique . .	13
Folie névropathique }	Hystérie.	»
	Épilepsie	5
Paralysie générale		6
Démence		35
Imbécillité et Idiotie		10
TOTAL.		93

Durée du séjour des aliénées décédées

	Femmes
Au dessous de 1 mois.	9
De 1 mois à 3 mois.	12
De 3 mois à 6 mois.	12
De 6 mois à 1 an.	6
De 1 an à 2 ans.	10
De 2 ans à 5 ans.	16
Au-dessus de 5 ans.	28
TOTAL.	93

Age des aliénées décédées

	Femmes
Au-dessous de 15 ans.	2
De 15 à 20 ans.	1
De 20 à 25 ans.	3
De 25 à 30 ans.	3
De 30 à 35 ans.	6
De 35 à 40 ans.	11
De 40 à 50 ans.	11
De 50 à 60 ans.	18
De 60 à 70 ans.	21
De 70 et au-dessus.	17
TOTAL.	93

Mois des décès

	Femmes
Janvier.	19
Février.	1
Mars.	11
Avril.	13
Mai.	3
Juin.	4
Juillet.	4
Août.	12
Septembre.	2
Octobre.	5
Novembre.	5
Décembre.	14
TOTAL.	93

Causes des décès

	Femmes
Congestion cérébrale	1
Délire aigu.	2
Hémorrhagie cérébrale.	2
Ramollissement cérébral.	1
Congestion pulmonaire	3
Broncho-pneumonie.	1
Bronchite chronique	3
Pneumonie	1
Phtisie pulmonaire	11
Affection organique du cœur.	-7
Gastrite suraiguë	1
Entérite chronique	2
Entérite aiguë.	1
Tumeur abdominale.	2
Hémorrhagie intestinale.	2
Fièvre hectique.	1
Fièvre typhoïde.	1
Erysipèle de la face et du cuir chevelu . . .	1
Tumeur épithéliale du crâne	1
Maladie de Bright.	2
Paralysie générale.	9
Epilepsie	6
Marasme sénile	13
Marasme nerveux.	15
Suicide par suspension	2
Mort subite.	2
TOTAL.	93

Maladies incidentes des aliénées traitées pendant l'année

	Femmes
Bronchite aigue.	8
Bronchite chronique.	6
Broncho-pneumonie.	4
Pneumonie	2
Influenza	40
Congestion pulmonaire	3
Pleurésie	2
Phtisie pulmonaire.	17
Hémoptysie	1
Asthme.	2
Stomatite ulcéro-membraneuse.	9
Dyspepsie.	3
Embarras gastrique	33
Cancer de l'estomac.	1
Gastrite.	1
Diarrhée	5
Hémorrhagie intestinale.	2
Affection organique du cœur	8
Délire aigu.	2
Congestion cérébrale	1
Hémorrhagie cérébrale	2
Ramollissement cérébral.	1
Hémiplégie	5
Erysipèle	5
Rhumatisme articulaire.	3
Pleurodynie.	1
Conjonctivite	39
Abcès.	6
Adénite.	4
Anthrax.	3
Furoncles.	2
Engelures.	13
Plaies.	3
Plaie artérielle	1
Panaris	4
Brûlure.	2
A reporter.	244

Maladies incidentes des aliénées traitées pendant l'année

(Suite)

	Femmes
Report	244
Loupes ulcérées.	1
Varices.	2
Hémorrhoïdes.	3
Périostite.	1
Fracture	3
Entorse.	4
Tumeur blanche	1
Métrite	2
Tumeur utérine.	1
Métrorrhagie	5
Tumeur abdominale.	2
Maladie de Bright.	3
Hématurie	1
Fièvre typhoïde.	1
Anémie.	4
Syphilis	1
Marasme consécutif.	30
Œdème cachectique.	6
Tumeur épithéliale du crâne	1
Eczéma.	1
Gale	13
TOTAL.	330

Revaccinations

Le 25 mai 1890, 102 malades ont été revaccinées, dont 48 avec succès, c'est-à-dire dans une proportion de 50 pour cent ou peu s'en faut. Le vaccin employé a été pris sur une génisse de la ferme de Fitz-James.

Traitement

Les moyens de traitement employés consistent dans les bains plus ou moins prolongés, avec ou sans affusions, dans l'hydrothérapie, les médicaments purgatifs, sédatifs, hypnotiques, le travail modéré et régulier.

Le travail est un des adjuvants les plus efficaces du traitement des aliénés, soit en faisant diversion à leur délire, soit en régularisant leur activité maladive, soit, au contraire, en secouant la torpeur et l'inertie dangereuses auxquelles quelques-uns s'abandonnent.

Mais pour être vraiment utile, le travail doit être employé avec modération, avec discernement, et, autant que possible, en conformité avec les occupations antérieures des malades.

C'est comme on va le voir, par le détail suivant, ce qui

se pratique à l'Asile de Clermont sur une vaste échelle. Ainsi, par exemple, sur une population de 536 femmes indigentes, 257 sont occupées de la manière suivante :

	Femmes
Couture	61
Tricotage, ravaudage	19
Repassage.	15
Epluchage des légumes	8
Lavoir	47
Plierie	15
Buanderie.	29
Service de propreté et d'intérieur	50
Écritures	2
Occupations diverses	11
TOTAL.	257

Mais, quels que soient les moyens employés pour la cure des maladies mentales, la base de tout traitement se trouve dans l'isolement, c'est-à-dire, dans l'éloignement du milieu, habituel, la séparation de la famille, et, par suite, dans le séjour même des malades à l'Asile. Par contre, il est bien évident que l'Asile lui-même doit présenter les garanties hygiéniques nécessaires sous tous les rapports, et principalement sous celui de l'habitation. Permettez-moi, Monsieur le Préfet, relativement à cette dernière, de jeter un coup d'œil rapide sur l'état actuel de l'Asile de Clermont.

Les femmes de l'Asile d'aliénés de Clermont sont réparties dans trois résidences distinctes, à Clermont, à Bécrel, au Petit-Château ;

A l'annexe de Bécrel, habitent des aliénées tranquilles, inoffensives, toutes travailleuses et généralement occupées au blanchissage du linge. L'installation y est bonne et réunit des conditions très satisfaisantes d'hygiène et de salubrité. Par décision du Conseil général de l'Oise, on doit prochainement y ajouter un quartier spécial pour les enfants.

Au Petit-Château la situation est également excellente et les pensionnaires de classe supérieure qui s'y trouvent installées dans des chambres particulières, au milieu d'un parc magnifique, avec un personnel de surveillance choisi, n'y manqueront d'aucune des nécessités hygiéniques et curatives lorsque la salle d'hydrothérapie de Fitz-James sera terminée.

A Clermont même, si nous ne considérons que le pensionnat proprement dit, les conditions d'habitation sont également satisfaisantes sous le rapport de l'hygiène ; elles ne demanderaient qu'un peu plus de luxe et de confortable, ce qui peut se faire, je pense, sans difficulté.

Quant aux bâtiments réservés à l'habitation des aliénées indigentes il n'en est pas de même, et sur ce point, je ne puis que joindre mes doléances et mes vœux à ceux de Messieurs les Inspecteurs généraux, de Messieurs les Inspecteurs départementaux et des mes honorables prédécesseurs. Sans m'étendre longuement sur ce sujet, qu'il me suffise de dire que le chiffre des places réelles comparé à celui de la population indigente existante, laisse à chaque aliénée de cette catégorie une moyenne de quatorze mètres cubes d'air environ au lieu de vingt pour l'habitation de nuit !

Dans le but de remédier, sans grandes dépenses du reste, à cet état de choses sur le danger duquel il n'est pas nécessaire d'insister, j'ai soumis à M. le Directeur de l'Asile une proposition qu'il a accueillie avec empressement, ce dont je le remercie, et en faveur de laquelle il a dû, je crois, soumettre à M. le Sous-Préfet de Clermont un projet avec plans et devis.

Par l'adoption et la réalisation de ce projet qui consiste simplement dans la surélévation d'un long bâtiment à simple rez-de-chaussée et l'annexion au bâtiment de l'infirme-

rie d'un préau planté pris sur une ancienne ruelle aujour-
d'hui enclavée, inutile et malsaine, et sur une portion de
l'immense jardin du pensionnat, il est certain pour moi,
Monsieur le Préfet, que non seulement on compléterait le
cube d'air réglementaire pour chaque malade mais encore
que l'on obvierait radicalement à une foule d'inconvénients
inhérents à une situation aussi fâcheuse. Ainsi, par exemple, le bâtiment à simple rez-de-chaussée, dont je propose
la surélévation d'un étage, ne renferme qu'un certain nom-
bre de lits tout à fait insuffisant pour les aliénées des quatrième et cinquième sections, c'est-à-dire agitées, épileptiques et gâteuses. A la quatrième section il y a 41 malades
pendant le jour et seulement 12 lits. Pour la nuit, trente de
de ces aliénées sont conduites en partie dans les cellules,
en partie dans un dortoir de la troisième section, quelques-
unes à la deuxième section ou à l'infirmerie des gâteuses. A
la cinquième section, il en est de même à peu près ; pour
48 malades de jour il n'y qu'un dortoir de 23 lits ; une
partie des malades de cette section couche au-dessus de
l'infirmerie, dans les combles, ainsi que les enfants aujour-
d'hui encore sans quartier spécial. Pendant l'hiver, par la
pluie, la neige, la gelée, toutes ces malades font, matin et
soir, éclairées par les lanternes des infirmières, un voyage
dangereux sous tous les rapports, (refroidissements, chutes,
évasions). Pendant le jour, les aliénées épileptiques, les
enfants, les malades des infirmeries, se trouvent pêle-mêle
dans la même cour.

Je suis persuadé, Monsieur le Préfet, qu'il suffit de vous
signaler un semblable état de choses pour que, dans votre
sollicitude bien connue pour l'amélioration du sort des aliénés de l'Asile de Clermont, vous preniez en considération
les modifications que, d'accord avec M. le Directeur, j'ai
l'honneur de vous soumettre, en vous priant de vouloir bien
les appuyer auprès de Messieurs les membres du Conseil
général.

Je crois devoir également, Monsieur le Préfet, vous signaler dans ce rapport, la situation particulière qui résulte pour le service des femmes de l'Asile de Clermont, de son voisinage avec la maison Centrale.

Chaque fois qu'une condamnée de cette prison est considérée comme aliénée, c'est sur l'asile de Clermont qu'elle est évacuée et cependant il n'existe dans cet établissement, pas plus que dans les autres du même genre, aucune disposition spéciale pour cette catégorie d'aliénées généralement dangereuses, souvent simulatrices et déterminées parfois à employer tous les moyens pour s'évader ; témoin cette femme Hubert qui, il y a deux ou trois ans a corrompu une infirmière, est partie avec l'aide de celle-ci, s'est rendue à Paris ou elle a pu rester libre pendant un an, a tué un beau jour son ancien amant en plein boulevard, et se trouve de nouveau aujourd'hui enfermée à l'Asile de Sainte-Anne.

Il existe en ce moment, à l'Asile de Clermont, cinq aliénées condamnées seulement ; c'est peu et c'est trop, étant donné que les murs de l'Asile sont loin d'être ceux d'une prison et que le redoublement de surveillance nécessaire complique singulièrement le service du personnel.

Dois-je parler aussi des justes susceptibilités éveillées au sein des familles par la connaissance de cette promiscuité inévitable dans laquelle vivent les aliénées ordinaires et les aliénées condamnées? Cette considération mérite également qu'on s'y arrête, car, je le répète, s'il y a des condamnées réellement aliénées, il y en a aussi souvent qui simulent et qui sont de véritables criminelles dans toute l'acception du mot, et dont la véritable place est de rester dans la maison des condamnées.

En raison de toutes ces considérations, je crois, Monsieur le Préfet, qu'il y aurait lieu de provoquer la création, soit à la Maison Centrale de Clermont, soit dans toute autre maison centrale destinée aux femmes condamnées, d'un quartier spécial, analogue à celui qui existe pour les hommes à Gaillon.

Monsieur le Préfet, j'arrête ici ce rapport qui, dans ses premières pages, vous fait connaître le compte rendu résumé mais exact du service médical pendant l'année 1890.

Je ne veux pas cependant terminer sans vous exprimer toute ma satisfaction de la façon dont le personnel placé sous mes ordres fait en général son service. Les surveillantes sont à la hauteur de leur tâche, les infirmières remplissent leurs pénibles et ingrates fonctions avec un dévouement malheureusement trop peu rétribué. Messieurs les internes Hugonin et Duchenne se distinguent par leur assiduité et leur travail.

Permettez-moi surtout, Monsieur le Préfet, d'appeler votre bienveillante attention sur M. le Docteur Boiteux, médecin-adjoint à Fitz-James, dont le zèle et les connaissances médicales sont appréciés de tous.

Veuillez agréez, Monsieur le Préfet, l'assurance de mes sentiments les plus respectueux.

D'SIZARET.

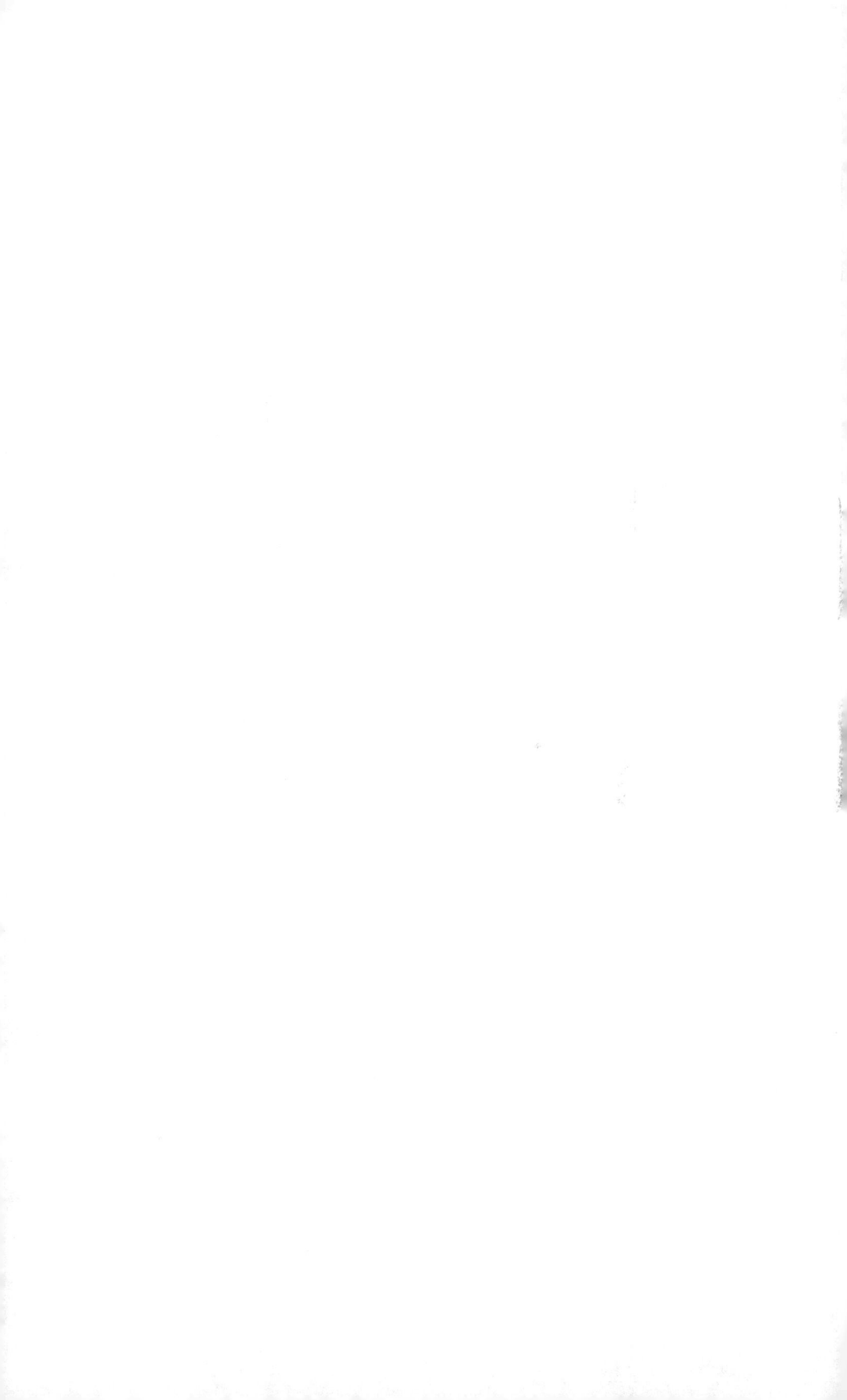